AF313752

MÉMOIRE

MÉDICO-LÉGAL

SUR LA VIABILITÉ

DE L'ENFANT NAISSANT,

PRÉSENTÉ

A Monseigneur le Garde des Sceaux,

MINISTRE DE LA JUSTICE,

PAR M. CHAUSSIER,

Chevalier de Saint-Michel et de la Légion-d'Honneur, professeur à la faculté de Médecine de Paris, médecin en chef de la Maternité, président de la Société de Médecine-pratique, membre de l'Institut, de l'Académie de Médecine, etc.

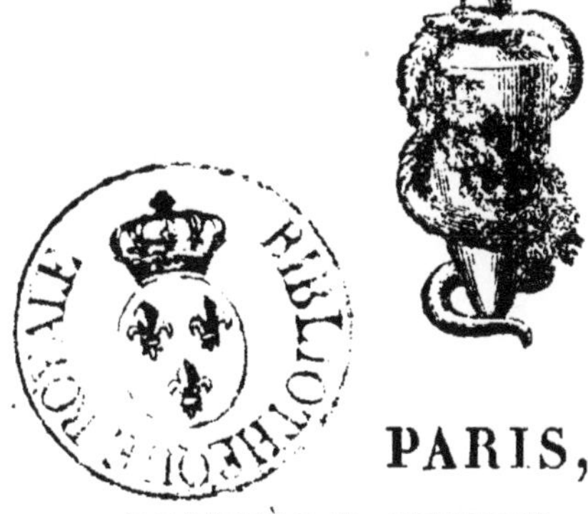

PARIS,

COMPÈRE JEUNE, LIBRAIRE,

RUE DE L'ÉCOLE DE MÉDECINE, N° 8.

1826

Tous les exemplaires de ce Mémoire seront marqués à cette page du timbre de l'auteur.

PARIS, IMPRIMERIE DE DECOURCHANT,
SUCCESSEUR DE LEBEL,
rue d'Erfurth, n° 1.

SUR LA VIABILITÉ

DE

L'ENFANT NAISSANT.

<span style="white-space:pre">~~~~~~</span>

Monseigneur,

Quoique le nouveau code des lois françaises soit en général clair et précis, il est cependant encore quelques articles qui donnent lieu à de longues discussions et contestations, soit parce qu'ils ne sont pas fondés sur des principes vrais et généralement reconnus, soit parce que l'on n'attache pas le même sens, la même valeur aux mots, et que chacun les interprète suivant ses vues et ses intérêts particuliers : tel est, entre autres, l'article de la loi sur la viabilité de l'enfant naissant.

Comme j'ai été consulté plusieurs fois sur ce point de médecine légale, tant par les tribunaux, que par les personnes intéressées, j'ai eu occasion de faire quelques remarques et observations sur cet objet important pour la tranquillité des familles, et je prends aujourd'hui la liberté de les présenter à Votre Excellence.

Comme la naissance d'un enfant qui survient quelque temps après la mort de son père, ou qui est extrait du sein de sa mère mourante, apporte, s'il survit, des changemens dans l'ordre de la succession ou des donations, les plus anciens législateurs se sont occupés de cet objet pour prévenir les discussions et le trouble qui pourraient survenir dans les familles.

Mais rien n'était encore statué définitivement, lorsque, sans s'arrêter aux discussions qui s'étaient élevées sur cet objet parmi les anciens jurisconsules, ni fait connaître leurs différentes opinions et les motifs sur lesquels ils s'appuyaient, JUSTINIEN tranche arbitrairement la difficulté, et, dans un édit daté de 53o, il décide, de sa pleine puissance et propre autorité (*quod certatum est apud veteres, nos decidimus*), que pour rompre le testament, et par conséquent pour déclarer l'enfant habile à succéder, il suffisait qu'il fût venu vivant au monde : et comme déjà les sabiniens (ordre de jurisconsultes à Rome) avaient pensé que le testament était rompu si l'enfant était né vivant, quoiqu'il n'eût jeté aucun cri, il approuve et sanctionne leur jugement. (*Cùmque sabiniani existimabant si vivus natus esset et si vocem non emisit rumpi testamentum : apparetque quod et si mutus fuerat, hoc ipsum faciebat; eorum etiam nos laudamus sententiam et sancimus.*)

Et aussitôt il ajoute ces mots si remarquables : *Si vivus, perfectè natus est,* et il répète qu'il suffisait uniquement qu'il fût venu vivant au monde (*hoc tantummodò requirendo si vivus ad orbem totus processit*), et qu'il n'ait aucune monstruosité ou vice de conformation extraordinaire (*ad nullum declinans monstrum vel prodigium*), que l'effet aurait également lieu quand l'enfant n'aurait poussé aucun cri (*etsi vocem non emisit*), et même quand en naissant il serait mort aussitôt entre les mains de la sage-femme (*licet illicò in manibus obtetricis decessit*).

Tel est exactement le précis et même le

texte littéral de cet édit fameux qui a si long-
temps servi de règle et de base aux jugemens
des tribunaux; mais si l'on veut bien faire la
plus légère attention à sa contexture amphi-
bologique, au sens, à la valeur des expressions, on y remarquera facilement des dis-
positions contradictoires, inconciliables entre
elles et contraires aux notions les plus com-
munes et les plus certaines sur la naissance de
l'enfant.

En effet, on pose d'abord pour principe ou
condition première et essentielle que l'enfant
soit vivant et parfaitement né (*si vivus perfecte natus est*), c'est-à-dire, 1° qu'il soit parvenu au terme ou près du terme de la grossesse ; 2° que ses organes soient assez forts,
assez bien développés pour exercer et continuer leurs fonctions; 3° enfin que dans l'acte
de l'accouchement il n'ait rencontré aucun
obstacle qui pût occasioner sa mort pendant
ou peu après sa naissance : tel est certaine-
ment le sens précis de ces mots *perfecte natus*,
et on ne peut point les entendre et interpréter
autrement. Or, dans ce cas, et avec de telles
conditions, l'enfant, dès qu'il sort du sein de

sa mère et qu'il éprouve l'impression de l'at-
mosphère, donne des signes évidens de vie; il
remue, agite ses membres, il éternue, fait entendre des cris aigus qui caractérisent la force,
la plénitude de la respiration, et ne meurt pas
entre les mains de la sage-femme qui l'a reçu.
Et que l'on ne dise pas que l'enfant était muet
(*quod et si mutus fuerat*), car, en supposant
que par la suite l'enfant pût être muet, il est
certain, comme l'expérience et l'observation le
démontrent, que toujours il fait entendre des
cris s'il est parfaitement né.

D'autre part, oubliant en quelque sorte le
principe qu'il avait établi pour condition première, que l'enfant soit vivant et parfaitement
né, et sans déterminer ni même indiquer
comment et par quels signes on a pu reconnaître et constater la vie de l'enfant naissant,
l'auteur de l'édit décide que l'effet a également
lieu, quoique l'enfant n'ait jeté aucun cri,
quand même il serait mort aussitôt entre les
mains de la sage-femme, pourvu cependant,
ajoute-t-il, qu'il n'ait aucune monstruosité ou
vice de conformation extraordinaire.

On voit donc que dans cet édit rien n'est

fixe et déterminé d'une manière précise. On y trouve en effet des conditions différentes que l'on peut appliquer à son gré, suivant le besoin et les diverses circonstances : ainsi, quoiqu'en naissant l'enfant n'ait fait entendre aucun cri, quoiqu'il soit mort sur-le-champ entre les mains de la sage-femme, cependant si on a aperçu ou cru apercevoir quelques battemens fugitifs et instantanés au cordon ombilical ou au cœur, si l'on a remarqué quelques légers mouvemens ou frémissemens des muscles du tronc ou des membres, c'en est assez, suivant cet édit, pour déclarer que l'enfant est né vivant, et par conséquent qu'il est apte à succéder. Bien plus, si on n'a aucun égard à l'époque de la grossesse, on en pourra dire autant d'un avorton de quatre à cinq mois. En effet, plusieurs fois on a vu de pareils avortons conserver encore après la sortie du sein de la mère des restes de la vie fœtale qui les animait, et présenter ainsi pendant quelques minutes des pulsations, des mouvemens de la mâchoire et des membres *.

* A ce sujet, remarquons-le bien, quoique la mort

D'ailleurs, en se conformant strictement à cet édit, sur quelles bases le magistrat pourra-t-il asseoir son jugement? aura-t-il quelques moyens pour reconnaître et vérifier le fait qu'on lui allègue? Il faudra donc s'en rappor-

d'un fœtus naissant paraisse bien constatée par la pâleur, le froid de la peau, la cessation totale du battement du cœur, le défaut absolu de respiration et de tout mouvement ou contraction apparente des muscles et des membres, cependant la contractilité ou irritabilité n'est point encore éteinte également et en même temps dans toutes les parties du corps : plus d'une fois j'ai vu à l'hospice de la Maternité des fœtus de différens âges, bien assurément morts depuis une ou deux heures, dans lesquels, soit par l'insufflation de l'air, soit par des piqûres ou autres genres d'irritations physiques ou chimiques, j'ai déterminé et renouvelé pendant quelques minutes, et à des intervalles plus ou moins éloignés, des mouvemens très-perceptibles du cœur et même des membres. Ne voit-on pas journellement dans les abattoirs, dans les boucheries, des animaux décapités ou égorgés, et même des membres séparés de leurs corps, frémir, s'agiter, se contracter avec force sous le couteau qui les dépèce ? Et ces mouvemens si apparens, que l'on peut renouveler pendant un certain temps, loin de prouver l'existence actuelle de la vie, démontrent au contraire l'extinction graduelle et successive de toutes les propriétés vitales.

ter uniquement au certificat, à la déclaration de la sage-femme et des personnes qui ont assisté à la naissance de l'enfant (*nudæ adseverationes*, dit le code romain); et l'on sait assez quel degré de confiance on doit ajouter à ces déclarations sur des faits qui se sont passés dans l'intérieur des maisons (*domestica facta*), en présence de personnes choisies, affidées, parfois intéressées, souvent peu attentives ou troublées, qui voient ou croient voir, et répètent machinalement ce qu'elles ont entendu ou ce qu'on veut leur faire dire (*testium facilitate, multa veritati contraria perpetrantur*, L. 18. Cod. de test.).

Cependant, disaient encore naguère certains jurisconsultes admirateurs outrés et irréfléchis des us et coutumes antiques, « C'est là la loi, la » règle suprême; il faut s'y conformer, et ne » pas vouloir plus qu'elle. » Oui, sans doute, c'était autrefois la loi, ou, pour parler plus exactement, l'édit de *Justinien*; mais, comme nous avons déjà tâché de le faire voir, cette loi n'est fondée ni sur la raison, ni sur des faits positifs, ni sur des considérations puisées dans la nature même du cas dont il s'agit.

D'ailleurs cette loi surannée * n'est-elle pas sagement réformée et entièrement abolie par les lois constitutionnelles sous lesquelles nous vivons?

DAGOBERT, qui, en 630, recueillit et publia les lois des Francs avec des corrections et augmentations, avait bien aperçu les vices et les inconvéniens qui résultaient de l'édit de *Justinien;* aussi s'occupa-t-il à déterminer d'une manière plus précise, cependant incomplète encore et insuffisante, les conditions nécessaires pour constater la vie de l'enfant. Il voulait dans un capitulaire «que l'enfant eût vécu » l'espace de quelque temps ou d'une heure, » qu'il eût pu ouvrir les yeux et voir le plafond, » les quatre murs de la chambre, pour acqué- » rir des droits civils et les transmettre. Il » voulait même que les témoins se fussent as- » surés que l'enfant ouvrait les yeux et qu'il

---

* L'antiquité doit être écoutée avec respect, mais suivie avec précaution; car, comme l'a dit VOLTAIRE, « Il semble que chez la plupart des peuples les lois soient » précisément comme les meubles antiques et précieux » que l'on conserve avec soin, mais dont il y aurait du » ridicule de se servir. »

» avait pu voir le plafond et les quatre murs
» de la chambre *. »

Quelque singulières que puissent paraître
ces précautions et ces expressions, du moins
il est évident que le législateur entendait par
là que l'enfant, bien conformé, jouît de ses
sens, qu'il respirât, qu'il eût donné des signes
de vie qui pussent être aperçus par plusieurs
personnes, enfin qu'il fût exempt de vice de

*Comme ce capitulaire est généralement peu connu, et
peut donner lieu à plusieurs considérations importantes,
nous croyons devoir en rapporter le texte littéral :

XCII. *De hereditate quam mulier post partum statim
mortua derelinquit.*

Si qua mulier, quæ hereditatem suam paternicam habet, post nuptum prægnans perperit puerum, et in ipsâ
horâ mortua fuerit, et infans vivus remanserit aliquanto
spatio, vel unius horæ, ut possit aperire oculos et videre
culmen domûs et quatuor parietes et postea defunctus
fuerit, hereditas materna ad patrem ejus pertineat, eò
tamen si testes habet pater ejus quod vidissent illum in-
fantem oculos aperire, et potuisset culmen domûs videre
et quatuor parietes. Tunc pater ejus habebat licentiam
cum lege ipsas res defendere. Si autem aliter, cujus est
proprietas, ipse conquirat. (*Capitularia regum franco-
rum,* édition de Chiniac, page 82 ; Paris, 1780, tome I.)

conformation ou de maladie capables de déterminer sa mort peu de temps après sa naissance.

Une ordonnance de Louis IX, datée de .... pour ajouter quelque chose à cet ancien capitulaire, statue que l'enfant ne pourrait pas succéder s'il n'avait pas crié, et par cette expression il entendait sans doute que l'enfant fût assez fort, assez bien conformé pour respirer entièrement et librement. Ainsi on ne pouvait pas regarder des bâillemens, des efforts de respiration, des sons obscurs et étouffés, comme de véritables cris, comme cette espèce de vagissement aigu et soutenu qui est propre à l'enfant naissant.

Cependant ces conditions, prescrites par les ordonnances de nos rois, qui mettaient sur la voie et pouvaient conduire d'une manière si sûre, si facile, aux vrais principes de droit et de justice, n'ont jamais été observées, et sans y apporter aucune attention ultérieure, on s'en est tenu servilement à l'édit de Justinien, que l'on a interprété, commenté et appliqué d'une manière arbitraire, peu conforme et même contraire aux lois de l'organisme animal, ainsi qu'à la tranquillité des familles et à l'ordre social. Quoique partant toujours du même point (l'édit de *Justinien*), les tribunaux ont beaucoup varié sur les moyens ou motifs qui ont servi de base à leur jugement. L'apparence la plus superficielle, le mouvement le plus équivoque que l'on disait avoir remarqué, était regardé par les tribunaux comme signe certain et suffisant pour décider qu'en naissant l'enfant était vivant, et par conséquent déclarer qu'il était habile à succéder. Ainsi les uns ont motivé leur arrêt uniquement d'après l'observation et la pulsation du cordon ombilical, ou le jaillissement du sang lorsqu'on le coupe; d'autres, d'après les battemens du cœur plus ou moins obscurs et éloignés que l'on dit avoir sentis; d'autres, d'après une sorte de bâillement, des essais ou efforts d'inspiration, parfois accompagnés de quelques sons obscurs que l'on entendait à peine, et que l'on regardait comme des soupirs, des frémissemens ou apparences de contraction aux membres ou à quelque autre partie. On trouve aussi un arrêt par lequel on a jugé que l'enfant vivait en naissant, uniquement d'après la sortie

du méconium. Nous savons même qu'un avorton, d'environ quatre mois et demi, a été retiré
du sein de sa mère par l'opération césarienne,
pratiquée en 1780 par deux sage-femmes de
la campagne, et qu'un tribunal a déclaré *qu'il
avait vécu,* uniquement parce qu'on lui avait
vu ouvrir la bouche, fléchir et rapprocher les
doigts que l'on avait étendus et écartés; cependant il est certain, d'après l'information et la
déclaration d'un des témoins, que cet avorton
avait au plus six pouces de longueur, ou, comme
l'a dit un autre témoin, *la longueur d'un couteau de deux sous*.* Enfin il paraît que plu-

---

*Ce n'est pas la première fois que, par une appli-
cation outrée et mal entendue, on a abusé de ce fameux édit de *Justinien;* nous en trouvons la preuve dans
le Répertoire de jurisprudence, tome V, page 653, article Héritier.

Chopin rapporte un arrêt du parlement de Paris, du
1er février 1535, par lequel il a été jugé qu'un père avait
droit à la succession de sa femme du chef de son fils né
par l'opération césarienne dans le cinquième mois.

Bouguier en cite un autre de la même cour, du 24 no-
vembre 1600, qui a jugé la même chose dans le cas d'un
enfant né dans le sixième mois.

Asande, dans son Recueil de décisions, en rapporte

sieurs tribunaux se sont bornés à déclarer que l'enfant naissant avait vécu, et ont éludé la véritable question, ou ont établi leur décision sur des considérations particulières tirées du cas qui leur était soumis, et spécialement sur l'état physique du mari, sur la conduite morale et bien connue de la femme.

Mais combien sont illusoires et peu propres à constater la vie de l'enfant naissant tous ces signes pris isolément ou collectivement, qui servent de base ou de motifs aux jugemens des tribunaux? En effet, la pulsation du cordon ombilical, le jaillissement du sang lorsqu'on le coupe, prouvent seulement que le sang con-

un semblable du conseil souverain de Frise; et *Desjaunaux* nous en a conservé un du 11 décembre 1709, rendu en révision au parlement de Flandre, qui a adopté la même opinion.

D'un autre côté, *Zacchias*, *Julius Clarus*, *Ricard*, *Leprêtre*, soutiennent qu'un enfant qui vient au monde avant le septième mois ne peut pas jouir des effets civils, ni conséquemment les transmettre à ses héritiers, *parce qu'il ne naît que pour mourir*. C'est aussi ce qu'ont jugé plusieurs arrêts; trois, entre autres, du parlement de Paris et un du parlement de Flandre; et c'est ce que confirme encore aujourd'hui notre Code civil.

serve sa fluidité, qu'il y a encore un reste d'action dans les vaisseaux; mais démontrent en même temps que l'enfant ne respire pas. Quant au bâillement, ou écartement des mâchoires, ainsi qu'aux essais ou efforts inutiles d'inspiration, et aux mouvemens des membres, ce sont le plus souvent des spasmes ou mouvemens convulsifs, que l'on peut bien regarder comme les produits de l'irritabilité et les derniers signes de l'extinction de toutes les propriétés vitales. Les battemens du cœur, qui est le premier vivant et le dernier mourant, s'observent également dans les derniers temps de l'existence. Il en est de même de ces sons obscurs et étouffés que l'on a cru entendre en y prêtant une oreille attentive. La sortie du méconium ne peut pas plus être considerée comme un signe de vie, car elle a lieu parfois dans le sein de la mère, dépend de la position de l'enfant, et souvent d'une compression exercée sur l'abdomen. Enfin, ce n'est pas d'après un seul signe que l'on peut sûrement prononcer sur l'existence de la vie ou de la mort, mais il faut l'ensemble, le concours simultané de tous : ainsi c'est par la couleur rosée, la chaleur de la peau, par la liberté, la plénitude de la respiration, des cris aigus et soutenus, réunis au mouvement du cœur, des membres, et à leur persistance pendant un certain temps, et non pas seulement pendant quelques minutes, que l'on peut reconnaître et constater la vie de l'enfant naissant.

Aujourd'hui on ne s'en rapporte pas entièrement et aveuglément à l'autorité, aux décisions, aux usages des anciens, on ne compte plus les arrêts qui ont eu lieu dans des circonstances analogues; mais on pèse, on examine les motifs qui leur servent de base, on rejette également tout ce qui est arbitraire et hasardeux; on veut que les décisions soient fondées sur la raison et l'équité, sur des faits positifs, incontestables, et que l'on puisse vérifier : rappelons donc les principes qui seuls peuvent et doivent assurer et diriger le jugement dans ces sortes de cas.

§ I. L'embryon, le fœtus dans le sein de sa mère, y est accolé comme une plante parasite; il commence à y jouir de la vie dès l'instant de la conception; il la continue, il l'augmente peu à peu en y puisant des fluides, des matériaux qu'il élabore pour servir à sa nutrition, à son accroissement, au développement de ses organes, à l'exercice de ses fonctions. Ce mode, premier d'existence qui lui est commun avec sa mère et qui ne peut subsister sans elle que pour un court espace, est distingué sous le nom de *vie utérine*, *intra-utérine* ou *fœtale*.

§ II. Lorsqu'il naît, qu'il est détaché du sein de sa mère, la vie fœtale cesse bientôt; mais s'il est viable, alors commencent de nouvelles fonctions, un nouveau mode d'existence bien différent du premier, et caractérisé par de grands changemens qui s'opèrent dans ses organes et le rendent apte à conserver son existence indépendamment de celle de sa mère, et ce nouveau mode est désigné sous le nom de *vie extra-utérine, vie extérieure, civile* ou *sociale;* aussi la naissance est considérée par les jurisconsultes comme la première époque de la vie de l'homme. C'est d'elle que dépend son existence civile, car lorsque l'enfant naît mort, il est réputé n'avoir jamais vécu; il en doit être de même lorsque l'enfant meurt en naissant, ou peu après sa naissance.

En considérant la marche constante de la nature dans la reproduction des êtres vivans, on doit donc reconnaître deux vies, ou, si l'on veut, deux modes particuliers d'existence bien distincts; savoir : 1° celui d'*incubation*, dans le sein de sa mère, pendant lequel le germe fécondé se forme, s'accroît, se développe, vit avec et aux dépens de sa mère; 2° celui de la *naissance*, où l'enfant détaché de sa mère commence à exercer de nouveaux ordres de fonctions ; et quoique jusqu'à présent nos lois n'aient pas encore établi et admis textuellement la distinction de ces deux modes d'existence, cependant il est évident que tel a été l'esprit et la pensée du législateur. En effet, nos lois actuelles ne demandent pas seulement pour l'ordre des successions que l'enfant soit né vivant, mais encore qu'il soit VIABLE, c'est-à-dire capable, apte à continuer, à conserver son existence, à exercer une nouvelle fonction que nécessite sa naissance.

En présentant cet article à la sanction du Corps-Législatif, et pour ne laisser aucun doute sur le sens et la véritable acception qu'il convient d'attacher à ce mot, M. le conseiller d'État Bigot de Préameneu, orateur du gouvernement, ajoute expressément : « L'enfant » vivait dans le sein de sa mère ; cette existence » peut se prolonger pendant un nombre de » jours indéterminé, sans qu'il soit possible » qu'il la conserve ; et c'est cette possibilité de » parcourir la carrière ordinaire de la vie qu'on » entend par l'expression *naître viable*. »

Il ne faut donc pas, comme le font encore aujourd'hui quelques personnes, confondre deux objets que la loi distingue essentiellement ; et parce qu'en naissant un enfant aura respiré, jeté quelques cris, exécuté divers mouvemens, et même donné des signes évidens de vie, une ou deux heures après sa naissance, il ne faut pas en conclure qu'il puisse ou doive être déclaré viable et habile à succéder, car, suivant son étymologie, sa véritable valeur, ce mot *viabilité*, qui est dérivé du latin *via*, voie, chemin ou carrière, est généralement et uniquement adopté en jurisprudence et en médecine légale pour désigner, non pas simplement la vie actuelle, mais encore et surtout la disposition, l'aptitude, la faculté de l'enfant naissant à conserver, à continuer la vie, et par-

courir la nouvelle carrière d'existence, et ac-
quérir ainsi les conditions civiles qui le rendent
propre à faire partie de l'état social (1) *.

§ III. Observons aussi que l'enfant dans le
sein de sa mère est sujet à éprouver un grand
nombre de maladies aiguës ou chroniques,
qui tantôt le font périr à différentes époques
de la grossesse (2), et tantôt déterminent sa
mort, le plus ordinairement vingt à trente
heures après sa naissance (3). Parfois aussi
l'enfant est sujet à des monstruosités ou vices
de conformation, dont les uns le font périr
peu de temps après sa naissance, tandis que
les autres n'empêchent point l'exercice de
la vie.

§ IV. Quoique parvenu au terme de la
grossesse sain, vivace et bien conformé, l'enfant peut rencontrer dans l'acte de sa naissance
des obstacles qu'il franchit difficilement, et
qui occasionent dans ses organes, dans ses
fonctions, une altération telle qu'il meure
en naissant ou peu après, soit par la compression de la tête, retenue trop long-temps dans le

---

* Toutes les notes marquées 1, 2, 3, etc. seront pla-
cées à la fin de ce mémoire.

détroit du bassin de la mère, soit par la sortie ou pression du cordon ombilical, soit, ce qui arrive encore lorsqu'on est obligé de faire la version et de l'amener par les pieds, par la traction et l'extension forcée qui s'exerce sur le râchis, et la résistance que la tête éprouve pour sa sortie. En général, remarque M. Virey (de la Puissance vitale, page 444), sur mille enfans qui naissent, à peine ont-ils vu la lumière, qu'il en périt vingt-trois, et l'observation journalière confirme la vérité de cette assertion.

D'après ce qui vient d'être exposé, et surtout d'après le texte formel de notre loi actuelle, qui déclare, art. 745, *incapable de succéder l'enfant qui n'est pas né viable*, et répète, art. 906, *que la donation ou le testament n'auront leur effet qu'uatant que l'enfant sera né viable*, il ne suffit donc pas aujourd'hui que l'on ait pu apercevoir dans l'enfant naissant des pulsations dans le cordon ombilical, des battemens de cœur, quelques faibles mouvemens des lèvres, des membres, des essais ou efforts d'inspiration, pour le déclarer apte à succéder, ainsi qu'on l'a fait depuis long-temps d'après l'édit de *Justinien*. Il ne suffit pas non plus que l'enfant ait respiré pendant quelques minutes, ni même une heure, comme l'indique le capitulaire de *Dagobert*, ni même crié, comme le veut l'ordonnance de *Louis IX*; mais encore il est absolument nécessaire que la vie soit entière, soutenue, et que l'on puisse avoir l'espérance bien fondée qu'il la conservera au moins pendant un temps plus ou moins long, et qui sera déterminé par la suite.

Avant d'aller plus loin arrêtons-nous quelques instans à un raisonnement qui est fait, non-seulement par les personnes intéressées, mais qui même a été répété par des médecins, et qu'ils croient péremptoire ou irrésistible. Ils déclarent, ils affirment que l'on a vu l'enfant naissant respirer, avaler, évacuer le méconium, que même on l'a entendu crier; or, ces différentes actions ne peuvent être produites que pendant la vie. Donc, disent-ils avec un air de triomphe, l'enfant était viable; et ils ajoutent que c'est l'opinion, l'avis de plusieurs médecins....... Mais ce raisonnement est plus spécieux que solide, et d'abord, ici, comme dans beaucoup d'autres circonstances, on doit

moins compter les voix, les opinions, que les
peser (*non sunt numerandæ, sed perpendendæ
observationes*, MORGAGNI); puis on peut leur
répliquer avec raison et justesse: Vous ne con-
naissez pas, ou vous feignez de ne connaître
ni les choses, ni le sens ou la valeur des mots;
vous confondez deux objets que, d'après la loi
actuelle, on doit entièrement distinguer. Oui
sans doute cet enfant que vous avez vu après
sa naissance respirer, que vous avez entendu
faiblement crier, était alors bien assurément
vivant; mais, malgré tous vos soins et les divers moyens d'excitation que vous avez em-
ployés, il est mort une ou deux heures après sa
naissance: ainsi il était agonisant, même mourant en venant au monde, et n'était point viable, c'est-à-dire, comme le veut la loi, qu'il
n'avait point l'aptitude, la faculté de conserver
la vie; qu'enfin il portait la cause intérieure
d'une mort prompte, inévitable, bien indiquée
par la lividité, le gonflement de la face, la
flaccidité, l'immobilité et la paralysie complète
des quatre membres; car, comme nous l'avons
fait voir plus haut, l'enfant dans le sein de sa
mère peut éprouver différentes maladies plus

ou moins graves; il peut également en contracter dans l'acte même de l'accouchement par les difficultés qu'il rencontre à sa sortie, et qui toutes le font périr plus ou moins promptement après sa naissance. Or, comme le disent les jurisconsultes (*idem est non nasci et non posse vivere*), c'est la même chose de ne pas naître et de ne pouvoir vivre : ou, comme d'autres l'ont dit (*fuit quasi non fuisset, de utero ad tumulum translatus*), l'enfant a été comme s'il n'eût jamais existé, en sortant du sein de sa mère on l'a porté au tombeau.

Observons d'ailleurs que la successibilité ou le droit d'hériter qu'on attribue à un enfant naissant est un acte civil, et que pour en jouir il doit être soumis à toutes les formalités que la loi et la raison prescrivent : et la première de toutes ces conditions est que l'enfant soit inscrit sur le registre de l'état civil pour constater qu'il en fait partie.

Ainsi, dans ces cas qui intéressent la fortune, la tranquillité des familles, on ne s'en rapportera plus, comme on l'a fait jusqu'à présent, à des signes vagues et équivoques, au certificat, à la déclaration de la sage-femme,

de l'accoucheur, ou aux propos des différentes
personnes qui ont assisté à l'accouchement ;
mais on s'en rapportera uniquement à un acte
authentique d'inscription légale.

Mais, pour être entièrement juste, il est nécessaire de fixer d'une manière précise l'époque à laquelle cette inscription doit avoir lieu.
Ici, surtout, trop d'empressement ou de pro-
longation aurait également des inconvéniens :
d'une part, en inscrivant aussitôt sur l'état civil
l'enfant qui sort du sein de sa mère, et dont
la vie est encore incertaine, et n'est point suffi-
samment affermie par la respiration, on aurait
à craindre qu'il ne fût pas viable, et qu'il
mourût une ou deux heures après la naissance,
comme on le voit assez souvent ; d'autre part,
en retardant trop l'inscription, on peut craindre que l'on néglige les soins que réclame l'état
du nouveau né : et comme l'enfant qui naît avec
quelque cause intérieure de maladie, contrac-
tée soit en naissant, soit dans le sein de sa mère,
meurt le plus ordinairement entre vingt-quatre
ou trente-six heures, ainsi que l'expérience et
l'observation le démontrent, l'inscription ci-

vile ne peut et ne doit être faite qu'après ce temps. Ce délai paraîtra peut-être un peu trop court, mais il est suffisant pour constater la viabilité sans nuire à la conservation de l'enfant; car, dans ces premiers temps, l'enfant n'a besoin que de propreté, de chaleur, de repos, d'un peu d'eau sucrée ou de lait coupé; et s'il est viable, il doit, avec ces simples soins, vivre non-seulement pendant tout ce temps, mais encore bien au-delà.

Dans des cas qui ont quelque analogie avec celui qui nous occupe, mais qui sont parfois moins importans, la loi prescrit des conditions plus sévères, des délais beaucoup plus longs : ainsi l'art. 1974 porte expressément que *la rente viagère d'une personne qui meurt au jour du contrat ne produit aucun effet*, et l'art. 1975 ajoute qu'*il en est de même de la rente créée sur la tête d'une personne atteinte d'une maladie dont elle est décédée dans les vingt jours de la date du contrat*. De semblables considérations doivent également s'appliquer à l'enfant naissant, puisqu'on veut lui attribuer des droits de successibilité, d'hérédité, et de la faculté de transmettre : pourquoi donc serait-il exempt des formalités que la loi exige pour de simples contrats de rente?

Pour terminer et prévenir de semblables discussions dans ces sortes de cas qui intéressent essentiellement l'ordre social, la tranquillité des familles, et que souvent les passions obscurcissent et prolongent, il nous paraîtrait convenable d'arrêter les articles suivans :

ARTICLE PREMIER. Est réputé non VIABLE l'enfant qui naît avant les trois derniers mois de la grossesse, et qui meurt aussitôt ou peu d'heures après sa naissance.

ART. II. Est également réputé non viable l'enfant qui, parvenu au terme de la grossesse, naît anencéphale, c'est-à-dire avec privation totale ou partielle du cerveau et du crâne, quand même il serait constaté qu'il a crié; et celui qui a quelque autre vice de conformation, tel qu'il ne puisse conserver la vie, en exécuter les fonctions, et que l'art ne puisse y remédier.

ART. III. Est également réputé non viable tout enfant qui, attaqué d'une maladie dans le sein de sa mère, meurt dans les vingt-quatre heures qui suivent sa naissance, quelle qu'en soit la cause.

ART. IV. Est aussi réputé non viable l'enfant qui, par la longueur ou la nature de l'accouchement, éprouve dans sa circulation une gêne telle qu'il naisse mourant et attaqué d'un épanchement de sang dans le cerveau, et d'un véritable état d'apoplexie et de paralysie dans tous les membres, que les secours de l'art ne peuvent rétablir, et qu'il meure quelques heures après sa naissance.

ART. V. Est reconnu et déclaré viable, apte à jouir des priviléges de la société, l'enfant dont la tête est bien conformée, qui, au plus tôt, trente-six heures après sa naissance, est présenté vivant et vigoureux à l'officier de l'état civil qui l'inscrit aussitôt sur ses registres avec les prénoms qu'on lui donne et les qualités des parens et des personnes qui le lui présentent.

Telles sont, Monseigneur, les remarques et observations que je prie Votre Excellence de prendre en considération pour le bien public et la tranquillité des familles.

Paris, ce 25 décembre 1825.

NOTES.

(1) QUOIQUE les mots viable et viabilité soient en quelque sorte propres à notre langue, cependant et depuis long-temps on trouve dans tous les auteurs de médecine légale cette distinction bien établie entre l'enfant né *vivant* et l'enfant né *viable* ou susceptible de vivre, ou, comme le disent les écrivains latins, *vitalitas, partus vivus, partus vitalis.*

Ainsi OTTOMAR GOELICKE, dans une Dissertation imprimée à Halle, en 1708, dit expressément: *Dicimus partum vitalem qui non solùm vivus edatur, sed et in vivis permaneat per aliquot saltem horarum intervallum. Ita enim vivum a vitali docet distinguere.* Fr. de le BOE SYLVIUS.

HEBENSTREIT (Anthropologia forensis. Lipsiæ, 1753, dit expressément, page 373 : *Fœtus vitalis hoc est ad vitam continuendam aptus.* (*Voyez* page 198.)

TEICHMEYERI (Institutiones medicinæ legalis. Ienæ, 1762) dit, pages 56 et 57 : VIVUS *partus dicitur qui vivus excluditur, et exclusus per aliquot momenta diesve in vitâ potest subsistere.* VITALIS *ille dicendus est qui non vivus tantum editur, sed in vitâ perfectè potest subsistere.*

Sɪᴋᴏʀᴀ (Conspectus medicinæ legalis. Pragæ, 1780, à la page 27) dit expressément : *Partus* ᴠɪᴛᴀʟɪꜱ *est qui non vivus tantum editur, sed etiam vivere, et in vitâ potest conservari,* § III ; et à la page 28, § IV, il ajoute : *Partus vivus non* ᴠɪᴛᴀʟɪꜱ *est, qui vivus quidem excluditur, et exclusus per aliquot momenta diesve in vitâ potest persistere, sed vitam continuare haud valet.*

A ces différentes citations que nous pourrions beaucoup multiplier, nous ajouterons quelques articles extraits de l'ouvrage d'un de nos médecins français, M. Cᴀᴘᴜʀᴏɴ, qui a bien saisi et exprimé le caractère de la viabilité. (Médecine légale relative à l'art des accouchemens. Paris, 1821, pages 152 et suivantes.)

« La viabilité pour un enfant qui vient au monde
» n'est autre chose que la possibilité de vivre com-
» plètement et aussi long-temps que le commun des
» hommes, c'est-à-dire de devenir un adulte, un
» homme fait, un véritable membre de la société.......
» Il n'y a que les enfans viables ou capables de vivre
» qui puissent succéder, recevoir par donation ou
» par testament, et transmettre leur bien à des
» héritiers. Les avortons, les enfans morts nés,
» ceux qui meurent aussitôt ou peu de temps après
» avoir vu le jour, et en général tous les individus

» incapables de vivre après leur naissance, sont par
» cela seul incapables de jouir des priviléges attachés
» à la vie.......

» Le plus sûr moyen de juger si un enfant qui
» vient de naître est viable ou non, est d'examiner
» la structure de son corps, de vérifier si l'organi-
» sation en est complète ou incomplète, s'il offre
» des caractères de maturité ou d'immaturité, s'il
» exécute bien ou mal toutes les fonctions de la
» vie (page 165).

» Un enfant doit toujours être censé viable quand
» il fait entendre des cris pleins, forts, soutenus et
» prolongés en naissant, ou peu de temps après;
» quand il remue tous ses membres avec facilité,
» avec plus ou moins de force (page 180).

» Au contraire, il n'est pas censé viable, s'il ne
» remue point ses membres, ou s'il n'exécute que de
» faibles mouvemens après sa naissance, s'il ne
» pousse que des cris plaintifs, si les articulations
» sont relâchées (page 181).

» Les acéphales (anencéphales) ne sont viables
» dans aucun cas (page 201). »

Enfin, dans le modèle d'un rapport (page 475),
il déclara non viable un enfant né depuis plus de
vingt-quatre heures, et qui vivait encore lors de la
visite ; il dit expressément : *Nous déclarons que ledit*

enfant n'est point viable, et nous pensons qu'il ne vivra pas plus d'un ou deux jours.

Dans un autre rapport (page 479), après avoir visité un enfant mort trois jours après sa naissance, mais qui était affecté d'hydrocéphale et d'hydrorâchis, il en conclut *qu'il n'était pas né viable* (page 482).

(2) Lorsque l'enfant meurt dans le sein de sa mère et qu'il y séjourne un certain temps, il éprouve au milieu des eaux dans lesquelles il est plongé une sorte de macération qui fait détacher l'épiderme, relâche tous les tissus; et en disséquant son corps, on voit tous les organes amollis, d'une couleur rouge plus ou moins foncée, un épanchement de sérosité rougeâtre dans toutes les cavités splanchniques, même les grandes articulations, et surtout sous le périoste des os du crâne (*Voyez* notre Table synoptique des phénomènes cadavériques).

(3) Les maladies auxquelles l'enfant dans le sein de sa mère est sujet sont nombreuses et généralement peu connues. Des recherches suivies depuis long-temps à l'hospice de la Maternité m'ont fait reconnaître que ces maladies dépendent spécialement de l'inflammation de quelque organe. Ainsi j'ai vu souvent des enfans naître avec la péritonite, la gastrite, l'entérite, et même des ulcérations à l'es-

tomac et aux intestins; parfois aussi j'ai vu des enfans naître avec une pleurésie, une pneumonie ou
inflammation du poumon, des tubercules dans cet
organe, des collections de pus ou de sérosité dans
différentes parties; parfois aussi j'ai remarqué différentes espèces d'éruptions à la peau, des conges-
tions inflammatoires, des squirrhosités de différens
organes. Quant aux maladies chroniques, qui le
plus ordinairement sont la suite, la terminaison ou
dégénérescence d'une maladie aiguë, nous y re-
portons principalement les hydropisies; et quoique
les différentes espèces de ces maladies soient généralement mortelles en peu de temps, telles que l'hydrocéphale ou hydropisie du cerveau, l'hydroràchis
ou spina bifida, cependant, comme on a vu quelques
enfans apporter en naissant ces sortes de maladies
et vivre pendant quelques mois et même plusieurs
années, on ne peut donc pas dans tous les cas
regarder ces maladies comme suffisantes pour s'op-
poser à la viabilité.

Les monstruosités ou vices de conformation
sont en grand nombre et dépendent tantôt d'une
maladie que l'enfant aura éprouvée, tantôt d'une
augmentation ou diminution de nutrition d'une
partie, d'un déplacement ou transposition de quelque organe. Les anciens, comme on le voit dans

l'édit de *Justinien,* attachaient une grande impor-
tance à un vice de conformation , qui leur paraissait
un signe ou l'annonce de quelque calamité, *monstra,*
portenta, prodigia vocantur, quia aliquid monstrant,
portendunt, prædicant, disait Cicéron.

Quoi qu'il en soit de toutes ces monstruosités ou
vices de conformation qui peuvent faire périr l'enfant aussitôt ou peu après sa naissance, le seul que
l'on puisse compter est l'anencéphalie ou privation
de la plus grande partie de l'encéphale ou cerveau ;
car la mutilation des membres, ces taches que l'on
appelle vulgairement envies, ces tumeurs ou excrois-
sances de la peau, ne sont point un obstacle au développement, à l'exercice de la vie extra-utérine ;
il en est de même de l'accolement intime de deux
fœtus, de la transposition des viscères ; ainsi j'ai vu
un enfant naître avec déplacement du cœur, qui était
situé dans la région épigastrique, recouvert uniquement par une membrane très-mince, diaphane, qui
permettait d'en distinguer la forme et les battemens,
et cependant l'enfant a vécu plus de trois mois.
D'autres fois j'ai trouvé les intestins, une partie du
foie, dans la cavité du thorax ou poitrine. Souvent
aussi des enfans attaqués d'exstrophie ou renverse-
ment de la vessie au dehors parviennent à un âge
très-avancé. Enfin on ne doit pas mettre au nombre

des vices de conformation qui font périr l'enfant en naissant, l'imperforation de l'anus, l'occlusion des paupières, etc., auxquels l'art peut remédier par quelque opération.

Les maladies que l'enfant peut contracter en traversant le bassin de la mère peuvent se rapporter à deux titres généraux, savoir, la pléthore ou surabondance du sang, et l'anhémie ou diminution d'une quantité suffisante de sang.

1º LA PLÉTHORE, qui consiste dans l'engorgement, la stase du sang dans les vaisseaux, amène quelquefois leur rupture et produit l'apoplexie, dont on doit distinguer soigneusement deux degrés différens : 1º l'apoplexie légère, qui consiste uniquement dans la congestion, l'engorgement des vaisseaux sanguins du cerveau, et à laquelle on peut remédier par la saignée du cordon ombilical, l'application des sangsues aux tempes ou derrière les apophyses mastoïdes; 2º l'apoplexie grave ou mortelle que l'enfant contracte lorsque la tête qui se présente est serrée fortement et arrêtée dans le détroit du bassin ; ce qui arrive, soit par un vice de conformation du bassin, soit par la résistance des parties qui ne prêtent pas à l'extension, comme on le voit surtout dans les femmes de trente-cinq à quarante ans, surtout lorsqu'elles sont primipares. Cette affection consiste

dans l'épanchementdu sang, dans la rupture des vaisseaux, une véritable hémorragie, soit dans le tissu
même de l'organe, soit à sa base ou dans le canal
rachidien : et cet état est caractérisé le plus ordinairement par la lividité, l'engorgement de la face,
la saillie, l'injection des yeux, et souvent par la
flaccidité, l'immobilité, une véritable paralysie des
membres; et il est au-dessus des ressources de l'art
et de la nature.

2° L'ANHÉMIE *, que des accoucheurs ont aussi
nommée *asphyxie*, est un état opposé à la pléthore,
qui consiste dans la diminution, le défaut d'une
quantité de sang suffisante pour exciter et entretenir
les fonctions. Cet état est caractérisé par la pâleur
générale du corps de l'enfant, la mollesse, la flaccidité, la décoloration des chairs, et dépend le plus
ordinairement d'une hémorragie causée par le dé-
collement du placenta, qui était implanté sur l'orifice
de l'utérus. Il peut aussi être occasioné par une
certaine compression du cordon ombilical, qui ne
permet pas au sang de la mère d'arriver à l'enfant
en même temps que le sang de l'enfant est porté au
placenta par les artères ombilicales ; enfin il peut
être le résultat d'un accouchement trop prompt et
instantané.

* Mot composé de α privatif, αἷμα (*haima*), sang.

Le plus souvent l'enfant anhémique ou exsanguin, comme on le dit encore quelquefois, ne respire pas en naissant; il n'y a point de battemens de cœur, ou ils sont insensibles : cependant, s'il est encore uni à sa mère par le placenta, s'il conserve encore un peu de sang dans ses vaisseaux, il faut, pour le ranimer et le conserver, employer l'insufflation de l'air dans les poumons, les frictions sur les membres et sur le tronc, et des bains légèrement chauds, animés de quelque substance spiritueuse. Mais si l'anhémie existe depuis un certain temps, ces moyens sont le plus souvent inutiles; et lorsqu'on ouvre le cadavre de ces enfans anhémiques, on trouve les vaisseaux vides, les muscles et tous les organes affaissés, décolorés. Au contraire, dans les enfans qui meurent par pléthore ou par apoplexie, on trouve les organes, tels que le poumon et surtout le cerveau, gorgés de sang, et même avec un épanchement, soit dans les ventricules ou son tissu, ou soit à la base du crâne ou dans le canal rachidien. Mais, pour éviter toute cause d'erreur, ces recherches anatomiques doivent être faites avec les attentions que nous avons indiquées dans notre *Table synoptique de l'ouverture des cadavres.*

FIN.

TABLE ANALYTIQUE.

FIN DE LA TABLE.